AF404585

ÉTUDE EXPÉRIMENTALE

SUR LA

SUPPRESSION DU GROS INTESTIN

par l'Iléosigmoïdostomie

Travail du laboratoire de Pathologie interne et expérimentale
de la Faculté de Médecine de Lille (Professeur SURMONT)

PAR

J. DRUCBERT, Interne des Hôpitaux.

LILLE

TYPOGRAPHIE ET LITHOGRAPHIE LE BIGOT FRÈRES

Rue Nationale, 63, et rue Nicolas-Leblanc 25

1900

Etude expérimentale sur la suppression du gros intestin par l'iléosigmoïdostomie.

(Travail du laboratoire de Pathologie interne et expérimentale
de la Faculté de Médecine de Lille. Professeur **Surmont**).

Par **J. Drucbert**, Interne des Hôpitaux.

Le gros intestin n'est pas un organe de luxe ; les résultats obtenus dans l'alimentation par lavements nutritifs montrent que le rôle qu'il joue dans l'absorption n'est pas négligeable. Cependant la chirurgie n'a pas craint de le supprimer, tout au moins fonctionnellement, dans certains cas.

Les opérations qui détournent les aliments du gros intestin sont des entérostomies ou des entéroanastomoses. Les anus contre nature pratiqués sur l'intestin grêle, l'anus cœcal de NÉLATON, l'anus lombaire droit d'AMUSSAT constituent la première catégorie ; il faut en rapprocher certains cas pathologiques équivalents au point de vue du résultat : ce sont les fistules iléovaginales et iléovésicales.

La seconde catégorie renferme des anastomoses créées entre l'iléon et la dernière portion du tube digestif : iléosigmoïdostomies et iléorectostomies. Ces opérations sont faites dans deux buts :

1° Guérir une fistule iléovaginale ou vésicale ; ce

sont les procédés par la ligature (VERNEUIL) ou par la pince (CASAMAYOR, CHAPUT).

2° Rétablir le cours des matières soit pour guérir une occlusion intestinale, soit pour débarrasser un malade d'un anus contre nature.

Notre intention est d'étudier dans ce travail ce que devient le gros intestin quand on a détourné de lui les matières alimentaires.

Nous ne nous attarderons pas à démontrer la possibilité anatomique d'une communication de l'intestin grêle et de la terminaison du gros intestin. Les rapports du rectum et de l'S iliaque avec les anses grêles, l'existence de fistules pathologiques spontanées entre l'iléon et le gros intestin rendent évidente cette possibilité.

WASSILIEFF (1) a du reste montré par des mensurations, qu'on pouvait réunir l'extrémité inférieure du rectum avec une portion d'iléon prise à trente ou cinquante centimètres au plus de la valvule iléocœcale.

Il est plus intéressant de savoir s'il n'est pas dangereux pour un malade d'être privé de son gros intestin. Il suffit pour se renseigner à cet égard de parcourir quelques observations d'anus contre nature.

Par exemple CHAPUT (2) fait un anus crural droit sur l'intestin grêle ; onze mois après la digestion était bonne, la nutrition satisfaisante et le malade n'était pas très amaigri.

(1) *Thèse de Paris*, 1895, n° 174.
(2) *Soc. de Chir*. 1894. Obs. XXX, p. 496.

Amussat (1) fait pour une occlusion de l'intestin un anus contre nature dans le flanc droit. Depuis cette époque, l'état du malade commence à s'améliorer et, deux mois et demi après l'opération, le malade se portait très bien.

Nous-même (2) avons rapporté l'histoire d'une malade atteinte de cancer dans l'angle splénique du côlon à qui l'on avait fait, le 20 novembre 1897, un anus cœcal ; elle mourut, le 24 octobre 1899, de cachexie cancéreuse ; elle avait donc eu une survie de deux ans.

On pourrait se demander si dans les iléosigmoïdostomies, la suppression d'une portion plus ou moins grande d'intestin grêle n'est pas préjudiciable. Il suffit de citer l'exemple de malades qui ont très bien supporté de larges résections.

Le cas de Koeberlé réséquant avec succès deux mètres d'intestin grêle est classique. Monprofit (3) a réséqué le contenu d'une volumineuse hernie, soit 3 m.10 d'intestin comprenant : intestin grêle, 2 m.30 ; gros intestin (cœcum, côlon ascendant, moitié du côlon transverse), 0 m. 80. Quatre mois après l'opération l'état général du malade était satisfaisant.

Schlatter (4) a étudié la façon dont s'effectuait la nutrition chez un homme de 23 ans, auquel il avait dû réséquer 1 m. 92 d'iléon gangréné consécutivement à une plaie pénétrante de l'abdomen. L'assimilation

(1) *In Giamboni.* Thèse de Paris, 1880, p. 31.
(2) *Echo méd. du Nord.* 1899, 24 déc.
(3) *Congrès de chir.*, 1899.
(4) *Correspond. Bl. f. Schw. Aerz.* 1899, p. 147.

des albuminoïdes était bonne, mais celle des graisses était insuffisante. Cependant le malade mangeait beaucoup, et trois semaines après son entrée à l'hôpital il avait engraissé de près de 10 kilogs. Un an plus tard, ce malade avait perdu 3 kilogr. ; il se plaignait d'être facilement fatigué, mais il faut considérer que c'était un ouvrier italien trop pauvre pour s'alimenter suffisamment.

Ces exemples semblent donc démontrer qu'on peut impunément sacrifier le gros intestin et un segment d'intestin grêle, quitte à compenser, par une nourriture plus copieuse, l'insuffisance de l'assimilation.

Il serait, à ce sujet, très intéressant de connaître les résultats définitifs de l'iléosigmoïdostomie ; malheureusement la plupart des observations ont été publiées peu après l'intervention.

CHAPUT (1) en 1889 fit l'iléosigmoïdostomie dans les circonstances suivantes :

Malade atteint d'obstruction intestinale grave ; on pratique, le 7 septembre 1888, un anus cœcal ; le cours des matières ne se rétablit pas. Le 27 octobre, laparotomie exploratrice ; on constate un rétrécissement très étendu du côlon descendant. Le 21 mars 1899, CHAPUT anastomose l'S iliaque avec la fin de l'iléon et les fixe à la plaie médiane de l'abdomen. Le 27 mars, puis le 28 avril, on applique une pince sur l'éperon ; le 19 mai on suture cet anus médian. Le 22 mai, selle liquide abondante par l'anus vrai.

(1) *Arch. gén. de méd.* 1890, XXV, p. 185, 286. et *Soc. de Chir.* 1894, p. 498.

Le 27 juillet, il ne reste plus de l'anus médian qu'une fistule du volume d'une tête d'épingle.

Le 2 septembre, cure de l'anus cœcal avec succès. Le 31 octobre 1892, le malade revient à l'hôpital. Il a un ballonnement énorme du ventre qui a commencé à se produire dès l'oblitération de l'anus crural, mais est devenu considérable depuis quelques mois. Les gaz produits dans les côlons ascendant et transverse sont enfermés entre le valvule et le rétrécissement.

Le 9 novembre, laparotomie. Le gros intestin a quinze à 20 centimètres de diamètre ; on crée une fistule pour permettre l'échappement des gaz.

Le malade, sorti très soulagé, est mort, en janvier 1893, de congestion pulmonaire. Il avait donc vécu quatre ans et quatre mois avec un gros intestin fonctionnellement supprimé.

CHAPUT et TERRILLON (1), le 28 mai 1891, ont fait l'iléorectostomie chez un homme de 58 ans porteur d'un cancer du cœcum. Le 11 août 1891 le malade est en bonne santé, quoiqu'il se plaigne de douleurs liées à sa tumeur.

LITTLEWOOD (2), le 24 août 1891, pratique l'iléosigmoïdostomie (Méthode de SENN) chez un homme de 35 ans atteint d'occlusion par cancer de l'angle hépatique du côlon. Le 9 octobre, le patient, opératoirement guéri, semble bien ; il n'a pas de distension du ventre.

COMTE (3), chez un vieillard de 70 ans atteint

(1) *Acad. de Méd.* 11 août 1891. *Semaine méd.* 1891, p. 332.
(2) *Lancet* 1892, I, p. 864.
(3) *Revue méd. de la Suisse rom.*, 1892, p. 285.

d'obstruction intestinale datant de quinze jours, due à un cancer de l'angle splénique du côlon, abouche le 20 octobre la partie inférieure de l'iléon dans le côlon descendant. Les symptômes d'occlusion persistent et le malade meurt le 22 octobre. À l'autopsie, on trouve beaucoup de matières dans le cœcum et les côlons ascendant et transverse. Il y avait péritonite et paralysie de l'intestin ; un anus contre nature eût été préférable.

WEIR (1) fait, le 14 novembre 1891, l'iléosigmoïdostomie (Méthode de SENN) pour obstruction par tumeur du côlon transverse. Le 18 décembre le malade sort guéri et « augmenté en chair et en poids. »

KŒRTE (2), dans un cas de tuberculose du cœcum, fait, en août 1892, une résection iléocœcale et suture les deux bouts de l'intestin à la peau ; pour remédier à cet anus contre nature il se voit forcé d'anastomoser successivement l'intestin grêle sectionné aux côlons transverse, descendant puis iliaque. Cette dernière opération ne fut pas encore suffisante ; « quelle ne fut pas ma surprise, dit l'auteur, en constatant qu'une partie des matières fécales, au lieu de suivre la voie normale, remontaient les côlons descendant et transverse, pour s'échapper au dehors par la fistule. »

KŒRTE sectionna alors le côlon descendant et ferma les deux bouts ; les matières fécales ne passent plus ;

(1) *Méd. Rec. N. Y.*, 1892, I, p. 399.
(2) *Semaine méd.* 1894, p. 203.

mais la fistule sécrétant abondamment, on enlève les portions d'intestin mises hors d'usage. Guérison complète du malade. « Bien qu'il soit encore un peu amaigri, sa nutrition ne paraît pas être compromise par cette résection très étendue de l'intestin. »

BIDWEL (1), chez un homme atteint d'une tumeur inopérable de l'angle splénique du côlon, fait une colostomie au niveau du côlon transverse ; six mois après il anastomose l'iléon et l'S iliaque.

Dans une troisième laparotomie, il sectionne l'iléon entre l'anastomose et le cœcum ; le malade guérit.

DESGUIN (2) a, le 2 mai 1899, pratiqué chez un homme de 45 ans, l'iléorectostomie par le procédé de LARDENNOIS. Ce malade avait un cancer inopérable du rectum. Dès le lendemain de l'opération, le malade fut pris d'une diarrhée intense qui ne cessait que par l'opium. Le 24 juin, le malade allait bien.

A part celles de CHAPUT et de KŒRTE, ces observations ne nous apprennent rien sur les résultats éloignés de la suppression du gros intestin par l'anastomose.

Chez quatre chiennes, nous avons anastomosé la portion terminale de l'iléon avec le gros intestin, en des points correspondant à l'S iliaque ou au commencement du rectum, puisqu'ils étaient distants de l'anus de 6 à 14 centimètres.

Le manuel opératoire suivant a été adopté : après laparotomie médiane, l'anse grêle se terminant au

(1) *Clin. Soc. of London*, 25 mars 1898, p. 194, *Brit. med. J.*, 1898, p. 884.

(2) *Soc belge de Chir.*, 24 juin 1899, *Bulletin méd.* 1899, I, p. 625.

cœcum et le rectum sont attirés hors de la plaie. L'utérus bicorne et relativement long, gêne pour faire l'abouchement à la partie inférieure du rectum.

Après un surjet séro-séreux, incision longue de deux à trois mètres sur chacune des anses, suture des deux lèvres muqueuses, suture séro-séreuse de la lèvre antérieure de la plaie. Ces sutures faites au fil de lin et d'une seule aiguillée sont éliminées vers la cavité intestinale en un mois à six semaines. Les animaux mis à jeun le jour suivant, reprenaient le surlendemain leur nourriture habituelle, pain et eau.

Exp. I. Jeune chienne opérée le 10 avril. Elle est sacrifiée le 19 juin (soixante-dixième jour). Elle est un peu amaigrie. Le tube digestif est sectionné à l'œsophage et au ras de l'anus, puis enlevé après section du mésentère.

Voici ses dimensions :

Intestin grêle jusque l'anastomose..........	1.41
— de l'anastomose au cœcum.....	0.05
Gros intestin du cœcum à l'anastomose....'.	0.12
— de l'anastomose à l'anus..... .	0.14

Les fils de l'anastomose sont éliminés.

Le segment d'iléon en aval de l'anastomose est manifestement rétréci. Le calibre du gros intestin semble peu diminué ; jusqu'au cœcum il renferme en quantité des matières pâteuses. Il semble donc y avoir là une atonie du gros intestin qui se laisse encombrer par les matières refluant du rectum ; ces matières s'y condensent, s'évacuent par regorgement et c'est pour cette raison qu'au bout d'une semaine, les selles de l'animal, liquides au début, sont redevenues moulées.

Exp. II. Vieille chienne opérée le 14 avril ; on la

sacrifie le 20 juin (67e jour). Cette chienne, de taille moyenne, est amaigrie, mais elle pèse encore 4.395 grammes. L'amaigrissement de ces animaux est imputable pour une bonne part à l'insuffisante nourriture, et à la vie confinée dans une cave.

DIMENSIONS DE L'INTESTIN

Intestin grêle jusque l'anastomose.........	2:38
— de l'anastomose au cœcum . . .	0.06
Gros intestin du cœcum à l'anastomose.....	0.11
— de l'anastomose à l'anus......	0.14

Même réplétion du gros intestin par des matières mollasses. Les fils de l'anastomose sont éliminés.

Exp. III. Jeune chienne 4 700 gr. Opérée le 5 juin. Sacrifiée le 21 juin (16e jour) ; elle pèse 3.820 gr.

DIMENSIONS DE L'INTESTIN

Intestin grêle jusque l'anastomose.........	1.15
— de l'anastomose au cœcum ...	0.05
Gros intestin du cœcum à l'anastomose.....	0.07
— de l'anastomose à l'anus	0.06

La suture est en voie d'élimination, les surjets muqueux, déjà coupés, pendent dans la lumière de l'intestin.

Très peu de matières dans le gros intestin dont le calibre est devenu plus petit que celui de l'intestin grêle.

Exp. IV. Jeune chienne, 4.440 grammes. Opérée le 8 juin ; le 17 juin, 4.095 grammes. L'animal est guéri de la première opération. On rouvre le ventre, le gros intestin est attiré hors de la plaie et sectionné à un centimètre au plus de l'anastomose. Les deux bouts sont fermés par un double plan de sutures.

Le gros intestin est donc devenu un cul-de-sac ; l'animal se trouve dans les mêmes conditions qu'un malade qui aurait subi l'anastomose pour obstruction de l'S iliaque.

Les jours suivants, les selles sont très fréquentes et toujours liquides. L'animal est triste, mange peu ; il s'amaigrit rapidement et meurt le 28 juin au matin. Il ne pèse plus que 2.935 grammes.

DIMENSIONS DE L'INTESTIN

Intestin grêle jusque l'anastomose..........	2 05
— de l'anastomose au cœcum ...	0.05
Gros intestin du cœcum à l'anastomose....	0.14
— de l'anastomose à l'anus.....	0.09

Chez cet animal mort au 20ᵉ jour, la longueur de l'intestin a été moins modifiée que chez les autres, mais le calibre, diminué au niveau des côlons ascendant et transverse, augmente progressivement le long du côlon descendant pour se terminer en une ampoule qui contient des matières liquides mélangées de mucus. Au niveau de cette dilatation, la paroi est très amincie mais ne présente pas d'ulcérations.

En résumé, voici ce que nos expériences nous ont permis de constater :

Au point de vue de la nutrition générale, les animaux ont perdu du poids ; mais, comme nous l'avons déjà dit, leurs conditions de vie et d'alimentation rendaient cet amaigrissement inévitable. En ce qui concerne la quatrième chienne, ces conditions ne suffisant pas à justifier une perte du tiers du poids en dix jours.

Chez tous nos chiens nous avons remarqué que les selles, liquides pendant les quatre ou cinq premiers jours, revenaient progressivement à leur consistance normale. Chez notre dernier animal, après la seconde intervention, les selles sont toujours demeurées liquides.

En ce qui concerne les modifications anatomiques, la longueur du gros intestin est certainement diminuée. Nos trois premiers animaux avaient des intestins grêles de 1 m. 10 à 2 m. 44 et des gros intestins de 13 à 26 centimètres. Or, d'après COLIN, les dimensions moyennes de l'intestin du chien seraient 4 m. 14 pour l'intestin grêle et 0 m. 68 pour le gros intestin. Toutes proportions gardées, il y a donc raccourcissement du gros intestin.

Quant au calibre, nous le voyons très réduit chez la chienne qui est sacrifiée au 16e jour ; au contraire il est peu diminué chez les chiennes au 67e et 70e jour. On constate en même temps chez celles-ci un amas de matières fécales dans le trajet du gros intestin.

Le segment d'iléon compris entre l'anastomose et le cœcum était chez tous les animaux aminci et diminué de calibre

On peut conclure des constatations anatomiques qui précèdent, que lorsqu'on supprime fonctionnellement le gros intestin, cet organe devenu inutile tend à se rétracter. Ce phénomène est très manifeste dans les premiers temps, mais chez les animaux opérés depuis longtemps, le calibre est moins diminué que chez ceux qu'on sacrifie plus tôt.

Le fait s'explique, croyons-nous, de la façon suivante : Dès les premiers jours, les selles sont liquides, les matières glissent directement de l'iléon dans le rectum et au dehors. Mais après quelque temps, la portion rétroanastomotique du gros intestin a perdu de sa tonicité, et dès lors laisse facilement refluer

vers elle les matières liquides que le sphincter main-
tient dans le rectum. Par suite du même défaut de
tonicité, les matières vont s'accumulant de plus en
plus dans cette portion rétrosigmoïdale du côlon et
s'y durcissent à la suite de l'absorption de la partie
liquide.

Nous trouvons la preuve de notre manière de
voir dans l'atrophie du segment de l'iléon, l'absence
de cet engorgement fécal chez notre chienne IV à
qui nous avions sectionné le côlon descendant.
Tout cela nous autorise à penser que les matières
qui encombrent l'intestin n'ont pas suivi la voie
habituelle de l'iléon vers le cœcum, mais que ce sont
au contraire des matières refluées du rectum.

C'est ce même reflux que KOERTE observa chez son
malade après l'iléosigmoïdostomie, malgré la section
de l'intestin grêle, et qui l'obligea de sectionner le
côlon descendant.

Et alors cette conclusion s'impose, que l'iléosigmoïdostomie n'est pas suffisante pour empê-
cher la circulation ou plutôt la stagnation des matières dans le côlon et qu'il est nécessaire pour
obtenir ce résultat dans les cas où on le cherche de
joindre — comme l'a fait KOERTE — à l'anastomose
iléosigmoïdale la fermeture du bout inférieur du
côlon.